Tc 14/10.

T. 3536.
I. h.

CONSEILS

AUX FUMEURS

SUR LA CONSERVATION DE LEURS DENTS.

OUVRAGE DU MÊME AUTEUR.

HYGIÈNE DE LA BOUCHE ou *Traité des soins qu'exigent l'entretien de la* Bouche *et la conservation des* Dents; ouvrage dédié aux Mères de Famille.

Deuxième édition corrigée et augmentée.

IMPRIMERIE ET FONDERIE DE J. PINARD,
RUE D'ANJOU-DAUPHINE, N° 8.

CONSEILS

AUX

FUMEURS

SUR LA CONSERVATION

DE

LEURS DENTS,

SUIVIS

DE L'EXPOSÉ DE PLUSIEURS EXPÉRIENCES

PROPRES A CONSTATER L'EFFICACITÉ

DU

CHLORURE DE CHAUX

DANS LA DÉSINFECTION

DE L'HALEINE, QUELLE QUE SOIT LA CAUSE DE SA

FÉTIDITÉ.

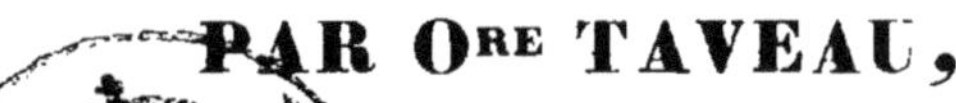

PAR Ore TAVEAU,

CHIRURGIEN-DENTISTE.

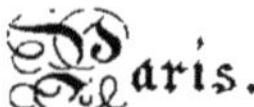

Paris.

CHEZ L'AUTEUR, QUAI DE L'ÉCOLE, N° 12;

MARTINET, LIBRAIRE, RUE DU COQ-SAINT-HONORÉ;

ET CHEZ LES PRINCIPAUX LIBRAIRES.

1827.

PRÉFACE.

Si la rapidité avec laquelle une chose
se répand, et l'attrait qu'elle offre aux
personnes qui ont contracté l'habitude de
s'en servir, étaient la mesure certaine de
son utilité, le tabac serait assurément
d'une nécessité incontestable. A peine
connu en Europe il y a moins d'un siècle, il y est aujourd'hui tellement en
usage dans tous les rangs de la société,
qu'il est devenu une mine précieuse, une
source abondante de richesses pour la
plupart des gouvernemens, toujours ha-
biles à spéculer sur les habitudes des

hommes, et sur le besoin qu'éprouvent les uns de se créer des jouissances nouvelles, les autres de subir le joug de l'imitation. Plusieurs souverains essayèrent en vain, par les mesures les plus rigoureuses, de bannir de leurs États le nouvel usage du tabac qui s'y introduisait; les lois les plus sévères n'ont pas plus atteint le but qu'ils s'étaient proposé que les impôts énormes que d'autres gouvernemens firent prélever et font encore percevoir sur cette substance. La rigueur des lois, les déclamations des philosophes, les sentences des moralistes et les conseils des médecins, loin d'empêcher sa propagation, n'ont probablement servi, comme toutes les défenses qui s'opposent à nos goûts, qu'à en rendre l'usage d'autant plus fréquent qu'il était plus sévèrement défendu.

En voyant de toutes parts les hommes user du tabac, sous l'influence de tous les climats, dans tous les degrés de la civilisation, dans toutes les conditions de la vie sociale, dans les palais comme dans les chaumières, sous la tente aussi bien que sur le tillac; en considérant qu'il est partout recherché, qu'en tous lieux on est avide de la sensation qu'il produit, que sa privation enfin cause une gêne, très souvent même un véritable tourment difficile à supporter pour ceux qui en ont contracté l'habitude, les moralistes et les médecins, au lieu de charger des plus sinistres couleurs le tableau des inconvéniens attachés à son usage, n'auraient-ils donc pas agi plus sagement en recherchant les moyens de rendre son emploi le moins dangereux possible? Une austère philosophie n'eût même point réprouvé

cette tolérance ; car non seulement l'observation journalière répondait victorieu-
sement aux assertions exagérées des anta-
gonistes du tabac, et faisait retomber sur
eux-mêmes le ridicule de l'anathème exclusif qu'ils avaient lancé contre lui, mais
encore il eût été possible de puiser dans
la nature particulière de l'homme, des
raisonnemens qui militent en sa faveur;
de prouver en un mot que ses inconvéniens sont compensés par des avantages
réels.

L'homme en effet n'est-il pas sans cesse,
en vertu de son organisation, tourmenté
du besoin de sentir, obsédé du désir d'é-
prouver quelques sensations nouvelles?
Qu'il vive dans l'état le plus voisin de la
nature ou dans le plus haut point de la
civilisation, il est plus souvent en butte à
la peine, que favorisé par la fortune; pres-

que toujours il a à gémir, soit sur les fléaux
que la nature lui envoie, soit sur les tristes
effets de ses passions, de ses erreurs, ou
de ses préjugés. Or, le tabac, exerçant
sur nos organes une impression vive et
forte, susceptible d'être renouvelée fréquemment et surtout à volonté, il n'est
point étonnant qu'on se soit d'autant plus
vite abandonné à l'habitude de la stimulation qu'il produit, qu'on y a trouvé à
la fois la possibilité de répondre à ce besoin impérieux de sentir qui caractérise la
nature humaine, et l'avantage d'être pour
un instant distrait des sensations pénibles
et douloureuses qui assiégent sans cesse
notre espèce.

Le sentiment d'âcreté et de picotement
qu'exerce le tabac, qu'il soit *prisé*, *fumé*
ou *mâché*, réveille cette sorte d'engour-
dissement, d'apathie à laquelle chaque

individu est si souvent enclin, et re-
monte (momentanément) les idées, ou
du moins les distrait pour quelques
instans de leur cours ordinaire. Qui ne
sait qu'avec un peu de tabac, le sauvage
endure plus courageusement la faim, la
soif, et brave toutes les vicissitudes at-
mosphériques? Et, parmi nous, ne voyons-
nous pas à chaque instant que non seü-
lement son secours est invoqué contre la
tristesse et l'ennui, mais encore qu'il sou-
lage quelquefois les tourmens de l'ambi-
tion déçue, et concourt dans certains cas
à consoler le malheureux, victime de
l'injustice des hommes ou frappé par la
rigueur de nos lois ?

Qu'on ne croie pas cependant qu'en
cherchant à prouver que le tabac a quelques avantages qui peuvent compenser
une grande partie de ses inconvéniens,

je m'érige ici en apologiste de cette substance, et que je cherche à augmenter le
nombre des personnes qui se soumettent
à son usage. Etranger à toute idée de pro-
sélytisme, je n'ai eu d'autre but que d'expliquer quelques uns des motifs à l'aide
desquels le tabac s'est répandu si promptement dans toute l'Europe, et de rap-
peler aux hommes qui prétendent vouer
leur plume au bonheur de leurs sem-
blables, cette vérité trop souvent mécon-
nue et pourtant incontestable, que de
l'état de civilisation dont nous jouissons,
il est difficile, pour ne pas dire impossible, de séparer quelques abus qui sont
également de son essence. L'usage du
tabac est, à mon avis, un de ces abus;
laissons au temps seul le soin de le pros-
crire, et, en attendant la décision de ce
juge suprême, cherchons, s'il est pos-

sible, à rendre cet usage compatible avec la santé.

Telle est la tâche que je me suis imposée en publiant cet opuscule. Forcé, par la nature de mon ministère, à me renfermer plus spécialement dans l'exposé de l'action nuisible que l'emploi inconsidéré du tabac peu exercer sur les différentes parties de la bouche, et particulièrement sur les dents, et dans la détermination des moyens propres à neutraliser cette action, je m'adresse exclusivement aux fumeurs. Puissent-ils ne pas dédaigner mes conseils, et tous ceux qui les auront suivis pourront jouir de l'inappréciable avantage de se livrer à leur habitude chérie, et de conserver leurs dents belles et bonnes jusqu'à une extrême vieillesse.

Je ne crois pas me faire illusion sur l'efficacité des moyens que je propose ; il n'en est aucun que je n'aie sanctionné par la plus minutieuse expérience et les renseignemens les plus exacts, et s'il n'était déplacé qu'un auteur rappelât lui-même les titres qu'il peut avoir à la confiance publique, je me permettrais de dire que l'accueil favorable qu'a reçu mon traité de l'*Hygiène de la bouche*, est une garantie, si non de la justesse de mes opinions, du moins de la droiture de mes vues (1).

Donner aux personnes qui ont l'habitude de fumer, les moyens de se soustraire à tant de douloureuses opérations aux-

---

(1) Voir les *Archives de Médecine*, cahier de septembre 1826.

Le *Constitutionnel* de janvier 1827.

Le *Journal de Paris* du 28 décembre 1826.

La *Pandore* du 17 juillet 1826.

La *Courrier des Théâtres* du 9 avril 1826.

quelles l'imprévoyance ou l'oubli de quelques soins les condamne si souvent, n'est
certainement pas rechercher l'approbation
de tous les dentistes, mais mon principal
but n'a pas été d'écrire pour eux. J'ai
pensé qu'il y avait deux moyens de se
rendre utile dans la carrière des sciences
ou des arts : l'un de favoriser leurs progrès par de nouvelles découvertes, l'autre
de faire de ce qui est connu une doctrine,
et de mettre tout le monde à même d'en
profiter. C'est le second de ces deux
moyens que j'ai adopté jusqu'à présent.
Sans doute il jette moins d'éclat ; mais il
donne l'avantage que quelques hommes
savent encore apprécier, celui de faire le
bien d'une manière plus générale et plus
prompte. *Je tiens plus à conserver qu'à
détruire,* telle est ma devise; puissé-je être
toujours fidèle à cette pensée, et m'acquit-

ter de la tâche qu'élle m'impose, et je croirai avoir plus fait pour mon art, que celui qui aurait enrichi son arsenal de quelque instrument nouveau.

CONSEILS
AUX FUMEURS

SUR

LA CONSERVATION DE LEURS DENTS.

~~~~~~

CHAPITRE PREMIER.

Du tabac, considéré sous le rapport de sa nature et de ses effets.

———

§ I.

Originaire des Indes occidentales, où il fut découvert au commencement du seizième siècle, le tabac fut connu et employé presque au même instant dans les différentes parties de l'Europe. Les
~~~~~~

Espagnols, qui, les premiers, le connurent à Tabasgo ou Tabago, une des Antilles, dans la Floride, en firent le don à leur patrie en 1520. Ce ne fut que quarante ans plus tard, c'est-à-dire, en 1560, que Jean Nicot, fils d'un notaire de Nîmes, seigneur de Villemain, secrétaire de François II, alors en ambassade à Lisbonne, l'apporta de Portugal en France. Quelques années auparavant, François Drack, capitaine anglais, le même qui fit la conquête de la Virginie, l'avait fait connaître dans son pays. L'Italie fut le dernier des États de l'Europe à le recevoir, car il n'y fut introduit que sur la fin du seizième siècle, par les cardinaux de Sainte-Croix et Ternabon, l'un nonce en Portugal, l'autre légat en France; il n'y fut même mis en usage qu'en 1610, par l'exemple qu'en donna le cardinal Crescentius, qui en avait contracté l'habitude en Angleterre.

Quoi qu'il en soit de la découverte du tabac et des différentes époques auxquelles

son usage se répandit dans les diverses
parties de l'Europe, il est certain que si
en France on commença à en prendre par
le nez du temps de Catherine de Médicis,
qui le fit conseiller à son fils Charles IX,
pour les maux de tête auxquels il était sujet, ce ne fut cependant que sous le règne
de Louis XIII, qu'on commença à l'em-
ployer en fumée. Jaloux en tout temps du
mérite d'une difficulté vaincue, les Fran-
çais connurent à peine cette nouvelle manière d'user du tabac, qu'ils en firent
bientôt l'objet d'une véritable mode ; à
ce goût passager du jour, que rien d'a-
bord ne semblait justifier suffisamment,
succéda un usage inconsidéré, et un besoin factice ne tarda pas à s'établir à la
suite de l'abus.

Mais une particularité fort singulière,
et qui prouve assez toute la force de l'as-
cendant qu'exerça de suite l'habitude de
fumer du tabac aussitôt qu'elle fut connue, c'est qu'on commença en France à

distribuer du tabac aux troupes, précisément sous le règne de Louis XIV, dont le premier médecin était Fagon, homme d'un mérite éminent, mais qui ne laissa échapper aucune occasion de déclamer contre le tabac, et d'effrayer les personnes qui en faisaient usage. Une chose justifie, il est vrai, ce contraste choquant entre les conseils du premier médecin de son époque et la conduite du gouvernement, c'est que la France, sous Louis XIV, se trouva presque toujours dans les circonstances où l'expérience prouva de suite que l'habitude de fumer pouvait être utile, et qui autorisaient, par conséquent, une sorte d'exception aux vues générales sur lesquelles les adversaires du tabac établissaient leurs raisonnemens. La France, en effet, à cette époque, avait une marine imposante, et faisait la guerre dans des pays humides et marécageux. Aussi, si d'un côté Jean Bart crut ne pas même devoir abandonner sa pipe pour se présenter à la cour, d'un autre côté l'intendant des finances, Louvois, pendant la conquête de la Hollande, apporta plus de soin à approvisionner les troupes de tabac à fumer que de vivres. Telle fut même la force de l'exemple, qu'il fut alors un moment du bon ton de ne se montrer que le nez noirci de tabac et la bouche remplie de fumée.

Sous le règne suivant, nos mœurs se colorèrent d'une teinte de galanterie affectée, d'une sorte de recherche qui modéra un peu l'abus du tabac à fumer; mais comme c'est toujours la guerre qui en ressuscite et en propage l'habitude, cette modération ne fut que momentanée. Sur la fin du siècle dernier, en effet, la France fut en guerre avec l'Allemagne, ce pays classique de l'art de fumer, et le petit nombre de soldats qui n'avaient pas encore contracté l'habitude du tabac, mirent à peine le pied sur cette terre humide, qu'ils suivirent l'exemple général. Les

2

choses arrivèrent bientôt à ce point, que pendant les quinze premières années de ce siècle on ne comptait pas trente hommes par régiment qui ne regardassent une pipe comme partie intégrante de l'équipement d'un soldat, et qui, dans le moment même des plus grandes fatigues, n'attachassent plus de prix à une once de tabac qu'à une livre de pain. Il y eut aussi alors cette différence avec le siècle précédent, que l'habitude de fumer ne fut pas le partage exclusif des simples soldats ; la fortune et la naissance, autrefois conditions essentielles d'avancement, n'en étaient plus alors que les moyens accessoires : le principal était la bravoure. Aussi la plupart des officiers, ayant été soldats, conservaient, dans les postes même les plus élevés de l'armée, une habitude qu'ils avaient contractée en entrant dans la carrière des armes.

Aujourd'hui, quoique la cause ait cessé, l'effet subsiste, car on compte presque autant de fumeurs en France qu'à l'époque où l'effectif de notre armée était de huit cent mille hommes. La raison en est toute simple : la plupart des soldats, en quittant leurs drapeaux, passèrent tout à coup de la vie tumultueuse et agitée des camps, à la vie paisible et compassée de la condition civile, dans laquelle l'habitude de fumer leur offrit, d'une part, les moyens d'adoucir les peines d'un état insolite, d'une autre part, l'occasion de savourer des idées dont la vue seule de la pipe rappelait le souvenir.

Ensuite, le petit nombre de ceux que de nouvelles habitudes forcèrent à renoncer à l'usage de fumer, fut en partie compensé par cette foule de jeunes gens qui, élevés dans des habitudes qui se revêtaient à chaque instant de formes militaires, et forcés tout à coup de renoncer à un état qui offre naturellement tant de charme à des ames ardentes, cherchèrent du moins à prendre, à leur entrée dans le monde,

quelque attitude qui simulât la fréquen-
tation des camps. D'après un calcul ap-
proximatif, il se fume en France aujour-
d'hui environ vingt millions pesant de
tabac chaque année ; le gouvernement re-
tire à peu près, tous frais prélevés, quinze
millions de bénéfice, sur le tabac à fumer
seulement.

Faire ici l'histoire naturelle du tabac,
décrire toutes les préparations que subit
cette plante, discuter ses avantages ou ses
dangers pour la santé, serait une chose
tout au moins superflue, et qui, si elle
nous donnait quelque apparence de savoir
et d'érudition, nous éloignerait évidem-
ment du but que nous devons chercher à
atteindre. Il doit donc nous suffire de rap-
peler que la France est sans contredit le
pays où l'on fume le tabac de la qualité
la plus inférieure, car celui qui est livré
au commerce vient en grande partie de la
Flandre, de la Hollande, de la Louisiane,
de l'Alsace, du Palatinat, de la Pologne,

enfin de la France (1). L'Allemagne sans doute n'est guère mieux partagée en général à cet égard, mais les classes riches s'y procurent plus aisément qu'en France les tabacs du Brésil, du Mexique, du nord de l'Amérique, qui sont les plus recherchés.

Une autre raison fait encore qu'en France le tabac du commerce est d'une qualité très inférieure, c'est le prix énorme auquel le gouvernement tient cette substance, devenue aujourd'hui de première nécessité. Les débitans alors, encouragés par l'appât du gain, mélangent avec le tabac de la régie quelques feuilles desséchées qu'ils arrosent d'une dissolution de sel marin, pour le rendre plus pénétrant ou plus mordant, en même temps que pour

----

(1) La culture du tabac était autrefois établie en France; par exemple, près du Pont-de-l'Arche en Normandie; à Verton en Picardie; à Montauban, à Tonneins et à Clérac dans la Guienne. Mais, aujourd'hui, peu de départemens ont conservé le droit de le cultiver.

augmenter sa pesanteur. Quelques uns
même, pour arriver au même but, expo-
sent le tabac aux émanations des fosses
d'aisances, ou l'humectent avec de l'eau
de chaux ou de sel ammoniac : sophisti-
cations qui sont certainement très propres
à diminuer ses qualités, et qui tournent
tout à la fois au détriment du fisc et à
celui du consommateur.

§ II.

Si, des causes qui ont propagé et qui
entretiennent aujourd'hui l'habitude de
fumer du tabac, nous passons aux effets
que produit cette substance, nous ne
pouvons nous défendre d'un sentiment
de surprise, en opposant la rapidité avec
laquelle l'usage de fumer s'est répandu,
et la première impression que produit la
fumée de tabac introduite dans la bouche.
Tout est dégoût d'abord là où bientôt il
n'y aura que plaisir. Interrogeons les fu-

meurs ; tous ceux qui seraient inaccessibles aux préjugés et dans le cas d'analyser la nature de leurs sensations, avoueront sans doute que le plaisir de fumer est, si je puis me servir de cette locution, un plaisir négatif, c'est-à-dire un plaisir qui naît moins de la sensation reçue en elle-même, que de la peine qu'on éprouve à se soustraire à une habitude qui a coûté quelque courage. Je ne prétends pas, par cet aveu, détourner les fumeurs de leur pipe : mes efforts à cet égard seraient aussi déplacés qu'inutiles ; je veux seulement rendre ici un hommage à la vérité, et établir, comme un point incontestable, que l'envie de surmonter une difficulté, souvent même un dégoût, a eu plus de part dans la première détermination des fumeurs, que la recherche d'un plaisir réel ; que l'amour-propre, en un mot, a été le plus puissant mobile. Mais revenons au fait, et quittons le rôle de moraliste pour conserver l'attitude du simple narrateur.

L'action de fumer consiste à faire arriver dans la bouche, par un mouvement d'aspiration ou de succion, la fumée épaisse que produit une combustion lente du tabac. Pendant cette combustion, qui est, comme on ne saurait le nier, une véritable distillation, il se forme une huile dite *empyreumatique* très corrosive, de l'acide pyro-ligneux qui est le produit infaillible de la combustion de toutes les substances végétales; enfin de l'ammoniaque.

La plupart des personnes qui ont parlé des effets du tabac à fumer sur l'économie, ont attribué la propriété irritante de cette substance à l'huile empyreumatique qu'elle fournit, et qui est tellement âcre, et a une propriété délétère tellement active, qu'il suffit de la mettre en contact avec la peau pour y produire une sorte de cautérisation, et qui, concentrée et appliquée, dans la quantité de quelques gouttes seulement, sur la langue ou dans le rectum, suffit pour donner la mort à un chat ou à tout autre animal de pareille grosseur. Ces personnes ont été trompées par l'envie de trouver une arme propre à combattre les partisans du tabac. Avec un peu de réflexion, elles auraient remarqué que cette huile si délétère n'arrive pas jusqu'à la bouche du fumeur, pas plus que, dans la distillation de l'alcool, ce principe ne se perd avec la fumée qui s'échappe de la cornue. Dans la pipe, cette huile s'arrête sur les parois du tube ou tuyau ; dans le cigarre, elle se trouve de suite absorbée par l'air libre qui environne de toutes parts les parties sur lesquelles elle se forme ; de telle sorte, qu'il n'y en parvient qu'une très petite quantité avec la fumée. Ce qui irrite la bouche, c'est ce principe âcre, volatil, incolore, propre au tabac, dont la présence a été constatée par les analyses de M. Vauquelin (1).

---

(1) Ce savant chimiste a trouvé, dans le suc de tabac à larges feuilles frais, 1° une matière rouge encore inconnue ; 2° le

Le premier effet de l'introduction de fumée de tabac dans la bouche est un sentiment d'âcreté, un picotement très vif de toute la surface buccale ; il en résulte bientôt une excitation des glandes chargées de fournir la salive et une sécrétion considérable de ce liquide. Si l'opération est continuée quelques temps, il survient aussitôt des nausées ou envies de vomir, un mal de gorge, un violent mal de tête, et une véritable ivresse ; mais l'habitude rend bientôt nuls ces divers inconvéniens, et les transforme en agrément. Il est cependant quelques effets locaux contre lesquels cette habitude ne fait rien, et qui sont toujours d'autant plus prononcés, qu'elle se renouvelle plus souvent. Le plus funeste de ces effets, c'est l'altération lente

---

principe âcre dont nous venons de parler ; 3º de la résine verte, de l'albumine, de l'acide acétique, des sels de potasse, d'ammoniaque, de chaux, du fer et de la silice. Celui du commerce contient nécessairement du carbonate d'ammoniaque et du muriate de chaux provenant des lessives dont on l'arrose pour lui donner du mordant.

et progressive du système dentaire. Cette
fumée agit en effet défavorablement sur
les dents de deux manières : d'abord
par sa propriété essentiellement irritante,
ensuite par le renouvellement continuel
de la température de la bouche. Les dents,
que la fumée de tabac maintient dans une
atmosphère chaude, passent, aussitôt
qu'on cesse de fumer, dans un milieu
froid représenté par l'air extérieur ; et l'irritation qui résulte de la répétition fréquente de cette cause, entraîne nécessairement une carie.

Un autre effet de l'habitude de
fumer, non moins inévitable, c'est la
formation d'une grande quantité de
tartre. Les dentistes, qui ont écrit sur
les maladies de la bouche, ont expliqué
différemment la formation de cette substance calcaire qui se forme sur le collet
des dents, et qui, non seulement altère
leur blancheur et leur éclat, mais encore
compromet leur solidité en décolant la

gencive qui les fixe dans la gaine osseuse qu'on nomme alvéole, et qui, en ramollissant leur tissu, les prédispose à être plus aisément accessibles à l'action de toutes les causes morbifiques. Les uns, et c'est le plus grand nombre, n'ont voulu voir dans le tartre que le résultat d'une précipitation chimique des sels contenus dans la salive ; d'autres, au contraire, ont cru que cette substance concrète était l'effet d'une sécrétion morbide de la membrane muqueuse qui tapisse la bouche et recouvre conséquemment les gencives. Ces deux causes, comme on le voit, se rencontrent chez les fumeurs au plus haut degré : car si d'un côté, la salive est fournie chez eux en très grande quantité, d'un autre côté aussi la membrane muqueuse buccale est dans un état constant d'irritation, qui est précisément le principe de toute sécrétion extraordinaire.

Cette influence nuisible de la fumée de tabac sur les dents, et que n'atteste que trop l'observation journalière, semble au premier abord former un contraste marqué avec la vertu qu'on suppose à cette fumée de suspendre tout à coup les douleurs de dents les plus fortes. Ce qui guérit un mal, se dit-on, ne peut sans doute occasioner ce mal. Mais quand on réfléchit à la manière dont elle agit, on explique très bien sa vertu curatrice, qui consiste tout simplement, soit à disséminer sur toute la membrane muqueuse buccale l'inflammation dont la dent douloureuse est le siége, soit à épuiser l'irritabilité de cette partie en la portant tout à coup à son *summum* d'intensité. L'altération des dents par la fumée de tabac n'en est donc pas moins un fait démontré par le raisonnement et confirmé par l'expérience.

§ III.

L'action de fumer, avons-nous dit dans le paragraphe précédent, consiste à faire parvenir dans la bouche, par un mouvement d'aspiration, la fumée que produit une combustion lente du tabac. Mais différens procédés sont employés à cet effet : tantôt la fumée qui se dégage du tabac arrive au moyen d'un tube qui part d'un réceptacle ou fourneau dans lequel est contenu le tabac, tantôt la combustion se fait à l'air libre et sa fumée est aspirée par un chalumeau de paille qui plonge dans le tabac ; d'autre fois enfin, une traînée de tabac est déposée sur un léger morceau de papier ou autre enveloppe légère, roulée sur elle-même, le feu est mis à une de ses extrémités, et la fumée sort par l'autre extrémité qui est placée dans la bouche.

A cette description, tout le monde reconnaît la pipe, le cigarre ordinaire dit cigarre à paille, enfin le cigarre espagnol dit cigarrette. Examinons les avantages réciproques, ou, pour parler plus justement, les inconvéniens comparatifs de ces trois manières de fumer.

1°. Si les étymologistes attachaient

d'autant plus d'importance à la recherche de l'origine des noms des objets , que ces objets sont d'un usage plus habituel, nous aurions sans nul doute les données les plus exactes sur la dénomination de pipe donnée à l'appareil fumigatoire du tabac. Quelques personnes ont prétendu que le mot de pipe provenait du mouvement de succion et du bruit que font les lèvres pour attirer la fumée du fond de la pipe ; d'autres ont voulu le faire dériver de l'anglo-saxon, et n'ont rien négligé pour soutenir cette opinion. Mais il paraît hors de doute qu'il vient de *pipa* ou *pipas*, expression familière aux chrétiens du Bas-Empire, et qui signifiait un tube de métal au moyen duquel ils pompaient le vin dans le calice : *pipa ad sugendum sanguinem de calice* (1).

----

(1) Il est fait mention de cet instrument dans le testament du comte de Saint-Everard , gendre de Louis-le-Débonnaire, lequel à sa mort légua un *pipa* d'or à sa paroisse.

L'usage de la pipe, en Europe, est dû
aux Portugais, qui l'avaient trouvé établi
dans les Indes occidentales, régions na-
tales du tabac ; mais tous les peuples ne
s'y conformèrent pas avec le même em-
pressement ; quelques uns même ne s'en
servent jamais aujourd'hui. Les Alle-
mands sont ceux qui en font le plus grand
usage ; il n'est personne chez eux qui
n'en fasse l'objet d'un certain luxe, dont
ne sont pas même affranchis les hommes
qui se livrent à l'étude austère des sciences philosophiques. En France, on se sert
indistinctement, pour fumer, de la pipe et
du cigarre ; mais il faut avouer que la pipe
est plus en honneur parmi les personnes
qui font de cette habitude un délice, et
surtout par ceux qui y cherchent un
passe-temps ; car *charger* sa pipe, la *cu-
rer*, est une occupation comme une autre.

Différentes substances ont été mises à
contribution pour la composition des
pipes. Lorsque l'habitude de fumer fut

connue en France, on ne vit d'abord que de ces longs chalumeaux, terminés par un petit réchaud d'argent, que Nicot avait fait venir de Lisbonne. Mais les classes peu fortunées, pour se conformer à la mode, ne tardèrent pas à fabriquer des pipes d'une matière moins recherchée que l'argent.

Ne considérant ici les pipes que sous le rapport de leur composition, nous dirons qu'elles sont en général d'autant meilleures qu'elles sont composées d'une matière plus douce, ou mieux plus perspirable. Car, aussitôt que ces pipes s'échauffent, elles absorbent l'huile empyreumatique qui se forme au moment de la combustion, et dont la plus grande partie se dépose au fond du fourneau : la fumée s'en trouvant alors moins imprégnée, n'exerce pas sur la bouche une action aussi irritante, et par suite altère moins les organes essentiels que cette cavité renferme.

Les pipes en terre blanche, dite terre

de pipe, sont assez douces les premiers
jours qu'on s'en sert; mais, à mesure
qu'elles absorbent cette huile, elles per-
dent de plus en plus la faculté d'en recevoir, et elles arrivent à ce point de sa-
turation qui ne leur permet plus d'en
admettre. Les fumeurs consommés les
trouvent alors meilleures; mais elles n'ont
vraiment alors d'autre mérite que celui
de ne plus attirer la mordicacité de la fumée de tabac, c'est-à-dire de laisser à cette
fumée toutes ses propriétés nuisibles.

Pour augmenter la *douceur* de ces pipes
de terre, on ajoute une matière colorante
à la substance dont on les forme. Ces pipes,
ordinairement rouges, étant neuves con-
viennent parfaitement aux fumeurs peu
aguerris, et à ceux qui chercheraient dans
cette habitude plutôt un passetemps qu'une
cause de violente stimulation de la bouche.

Les personnes qui contesteraient que la
supériorité des pipes fût en raison directe
de la porosité de leur fourneau, seraient

certainement très embarrassées pour expliquer la raison qui porte la plupart des fumeurs à rechercher les pipes en terre d'Egypte, ordinairement nommée *écume de mer*. Quand ces pipes s'échauffent, elles deviennent pour ainsi dire malléables. Etant très épaisses, elles absorbent facilement le principe délétère du tabac, et elles s'en saturent beaucoup moins vite que les autres, parce qu'une fois que ce principe a gagné les couches extérieures, il se trouve absorbé par l'air, ce qui en facilite une nouvelle accumulation dans l'épaisseur du fourneau de la pipe.

D'après toutes ces considérations, qui, pour avoir échappé à l'attention des fumeurs même des plus réfléchis, n'en sont pas moins justes, il résulte nécessairement que les pipes de métal sont les plus nuisibles de toutes. Car non seulement elles ne jouissent pas de la faculté d'atténuer le mordant de la fumée du tabac, mais elles l'aggravent encore en fournissant des oxides de cuivre, de fer, suivant leur composition.

Tout ce que nous venons de dire sur les avantages des pipes de terre n'a rapport qu'au fourneau de cet appareil fumigatoire, mais il n'en est pas de même du tuyau destiné à transmettre la fumée dans la bouche ; ce tuyau devrait toujours être formé d'une substance très *douce.* Les tuyaux ou bouts de buis, de corne, d'ivoire, de corail, de verre, d'agate, et même d'or et d'argent dont on garnit les pipes de prix, usent non seulement les dents sur lesquelles elles appuient, mais elles irritent par le frottement continuel la lèvre inférieure, surtout quand les pipes sont pesantes ; elles prédisposent ainsi cette partie à un état d'induration dont une ulcération cancéreuse est souvent le triste résultat. Les Hollandais garnissent ordinairement le bout de leurs pipes d'un tuyau de plume à écrire, ce qui est bien plus doux pour les lèvres et pour les dents , et infiniment plus propre pour les fumeurs qui ont soin de renouveler cet ajustoir si simple. Les bouts d'ambre sont également très avantageux ; leur emploi commence à être apprécié en France, et bientôt il sera général.

La nature des substances dont sont composées les pipes n'est pas la seule chose qui mérite l'attention des fumeurs qui , à la conservation de l'habitude de fumer, voudraient joindre l'avantage de conserver le plus long-temps possible leurs dents intactes. La forme particulière de ces instrumens est encore à considérer : celles qui sont généralement employées ont toutes le double inconvénient, 1° de manquer de récipient au bas du fourneau pour recevoir l'huile, ou, si l'on veut, la matière oleo-résineuse qui se forme au fond de la pipe, et celle qui, séparée en chemin de la fumée, revient sur elle-même ; 2° d'avoir des tuyaux trop courts. Il est facile, en effet, de con-

cevoir que plus le tuyau sera long, et plus
la fumée aura le temps de se dépouiller
de cette matière dont nous venons de parler, d'autant plus abondante que les tabacs sont d'une qualité plus inférieure.
Les Orientaux, qui passent la moitié de
leur vie à fumer, se servent non seulement de tuyaux d'une extrême longueur,
mais ils ont encore très souvent l'excel-
lente précaution de faire passer ces tuyaux
dans des vases pleins d'eau : il arrive de
là qu'au moment où la fumée parvient à la
partie du tuyau qui plonge dans l'eau,
elle se refroidit et abandonne le principe
âcre dont elle se trouve, en très grande
partie, dépouillée quand elle arrive à la
bouche.

On pourrait croire que l'aspiration de
la fumée, dans les pipes orientales, doit
exiger plus d'efforts que dans les nôtres,
et, par cette raison, que leur emploi
pourrait fatiguer des poitrines délicates.
Mais d'abord l'expérience atteste le con-

traire ; ensuite, il est aisé de concevoir qu'une fois que la fumée est parvenue jusqu'à la bouche, il suffit, pour entretenir sa marche, de la plus légère aspiration.

Il y a quelques années qu'il nous était parvenu d'Alsace une mode qui consistait à porter, à l'extrémité du tuyau de la pipe, une boule d'ambre, quelquefois même d'ivoire, percée comme lui, et qu'on appliquait aux lèvres pour sucer, en quelque sorte, la fumée. Cette méthode avait assurément l'avantage de n'exercer aucun frottement, ni sur les dents ni sur les lèvres ; elle aurait certainement dû être plus généralement adoptée et conservée.

Ces diverses considérations suffisent, il me semble, pour faire apprécier à sa juste valeur l'habitude qu'ont quelques fumeurs de se servir d'une espèce de reste de pipe, dont le tuyau, ayant été cassé par accident ou à dessein, est si court, que le fourneau

touche aux lèvres qu'il brûle le plus souvent, et que la cendre entre dans la bouche avec la fumée. Cette manière de fumer est sans contredit la plus dange-
reuse et la plus ignoble. C'est parmi
les fumeurs qui l'ont adoptée, que
l'on rencontre le plus ordinairement le
cancer de la lèvre inférieure. Ensuite, le
fourneau de ces pipes étant très rapproché de la figure, y détermine ou y
entretient des points d'irritation qui dé-
génèrent très facilement en dartres, et
résistent aux traitemens les plus métho-
diques.

2° La meilleure manière de fumer,
c'est-à-dire la plus simple, la plus
douce et la plus commode, c'est de fumer le cigarre. Cette manière prévaut
peu à peu sur toutes les autres, surtout
parmi les gens aisés, car l'ouvrier conserve toujours sa pipe, qui lui donne un
peu plus d'embarras, mais qui lui dé-
pense moins d'argent, et dont il peut se

servir partout, sans risque, si elle a son couvercle, de mettre le feu nulle part; avantage que n'a pas le cigarre. Mais celui-ci n'altère ni les lèvres ni les dents, à cause de son tuyau, qui est ordinairement un chalumeau de paille de riz ; ensuite il ne donne pas une odeur aussi pénétrante que la pipe, parce qu'il est composé de feuilles de tabac choisies, et qu'il donne peu de fuliginosités; enfin, la fumée qui en provient n'irrite pas autant la bouche, et n'excite jamais autant à cracher.

Je dis que le cigarre n'altérait ni les lèvres ni les dents, parce que son tuyau était ordinairement un chalumeau de paille; il faut pourtant remarquer que les cigarres à paille sont plus rarement employés aujourd'hui, mais aussi ce qu'on perd en fumant les cigarres immédiatement dans la bouche, je veux dire les cigarres sans paille, on le gagne par la qualité supérieure du tabac qu'on emploie pour leur

fabrication : on vend, en effet, mainte-
nant dans les bureaux de la régie, sous le
nom de cigarres de la Havanne, des cigarres sans paille qui, quoique fabriqués
en France, sont supérieurs en qualité à
ceux qu'on se procure à grand frais
de la Havanne. Une opinion contraire
serait un préjugé et ne trouverait des partisans que parmi les personnes qui ju-
gent les choses plutôt par leurs noms que
par leurs qualités. Car, non seulement
la régie les fait soigner d'une manière
particulière, mais encore elle ne se sert
pour leur fabrication que de tabac de
choix, et les enveloppe dans une robe
très douce ; les jaunes sont toujours les
meilleurs.

Quant à la manière de fumer le tabac
renfermé dans une feuille légère de papier ou de maïs, elle est exclusivement
employée en Espagne, et ne diffère du
cigarre ordinaire que parce que le tabac
est introduit dans la bouche, et que son

enveloppe ne tardant pas être détruite ,
on mâche toujours un peu de tabac, ce
qui certainement peut n'être pas agréable.
Cet inconvénient, il est vrai, est compensé par la faculté qu'a le fumeur de
faire le cigarre à sa volonté, et de ne le
composer que de la quantité de tabac
qui lui convient.

CHAPITRE II.

Précautions hygiéniques nécessitées par l'habitude de fumer.

§ I.

Donner la préférence au cigarre sur la pipe, et quand on a adopté cette dernière, choisir celles qui sont composées de la terre la plus poreuse, dont le tuyau a le plus de longueur et dont le bout est d'une substance peu résistante sous la dent, sont bien certainement des conditions très importantes pour affaiblir l'action fâcheuse que la fumée du tabac exerce sur la bouche, et particulièrement sur les dents ; mais si ces précautions diminuent le mal, elles sont loin de l'annuler entièrement. Ce dernier avantage ne peut être obtenu que par un ensemble particulier de soins dont l'infraction ou l'oubli n'est propre qu'à compromettre la solidité et l'état d'intégrité de ces agens de la mastication. Si ces soins étaient de nature à porter une atteinte quelconque au plaisir de fumer, persuadé que mes efforts seraient inutiles, je m'abstiendrais de tout conseil à cet égard ; mais comme il est possible de rendre ce plaisir compatible avec l'agrément d'une belle denture, et peut-être aussi avec l'avantage d'être exempt de ces douleurs affreuses qu'entraîne si souvent l'altération des dents, j'aurais quelque reproche à me faire si je ne développais les moyens par lesquels je pense qu'il est possible de parvenir à un semblable résultat.

La première de toutes les précautions que doit prendre un fumeur qui tient à la conservation de ses dents, et, partant, à la conservation de sa santé, est sans contredit de choisir le tabac de la meilleure qualité. Malheureusement le gouvernement, en s'appropriant le monopole du tabac, ne laisse guère aux consommateurs les moyens de choisir; cependant comme cet écrit s'adresse particulièrement aux personnes que leur fortune met à même de ne rien négliger de ce qui pourrait leur procurer de l'habitude de fumer tous les agrémens et non les désavantages, je pense que quelques détails sur le choix du tabac trouvent naturellement leur place ici.

Les meilleurs tabacs pour fumer sont ceux du Levant et du Maryland, parce que ces tabacs, ceux du Levant surtout, n'ont subi aucune fermentation, aucune préparation destinée à augmenter leur force. En général, les plus jaunes, les plus légers, les moins piquants sont ceux qui doivent être recherchés avec le plus de soin. Il faudrait donc que les fumeurs pussent se procurer cette substance en feuilles, et la couper eux-mêmes, parce qu'elle ne réunirait point à ses qualités, naturellement peu favorables à la santé, celles d'autres substances étrangères. Mais comme il ne peut en être ainsi, même pour un grand nombre de personnes aisées, il est donc utile que tous les fumeurs prennent en considération les propositions suivantes :

1° Le tabac à fumer ne doit avoir aucune odeur fétide ni piquante. Dans le premier cas, la préparation qu'il a subie ne lui a pas enlevé son principe muqueux, dont la décomposition occasionne l'odeur fétide, et dont le dégagement, au moment de la combustion, est très nuisible ; dans le second cas, on y a ajouté quelques drogues qui, par leur huile éthérée, portent sur les organes une irritation qui peut avoir des suites fâcheuses. Dans quelques cas on emploie à cet effet la cascarille,

dont une odeur musquée décèle assez aisément la présence.

2° Le tabac ne doit pas donner de si-
gnes de détonnation lorsqu'on le brûle,
autrement il contiendrait du nitre qu'on
lui associe pour qu'il prenne plus aisément feu ; c'est ce que les marchands
font assez souvent quand ils veulent faire
en sorte que leurs tabacs brûlent facilement, quoiqu'ils aient cherché, en les
mouillant, à augmenter leur pesanteur.
Le nitre irrite fort désagréablement la
langue, et sa vapeur enflammée affecte
vivement les poumons.

3° Lorsqu'on traite le tabac dans l'eau
chaude, la liqueur filtrée sur la poussière
de charbon ne doit pas laisser, après l'é-
vaporation, de cristaux de nitre. Enfin, si
on fait bouillir du tabac dans du fort vi-
naigre, et qu'on filtre la dissolution après
l'avoir clarifiée par la poussière de charbon, la liqueur ne doit donner aucune
trace de métal, particulièrement de cuivre

ou de plomb ; ce dernier, qui est très dangereux, se trouve dans beaucoup de tabacs ; il est le résultat naturel de l'habitude très pernicieuse, dans laquelle on est d'empaqueter le tabac dans des boîtes de plomb. On a en vue de le tenir plus frais ; mais des vases de terre, et notamment de grès, fourniraient le même avantage sans avoir aucun inconvénient.

Les fumeurs d'habitude, c'est-à-dire ceux qui achètent le tabac en livre, feront bien, pour éviter ces inconvéniens, de dépaqueter leur tabac, pour le serrer de suite dans des vases de grès, après lui avoir fait subir l'une ou l'autre des préparations dans le détail desquelles nous allons entrer dans le paragraphe suivant.

4° Le tabac de la régie, quoique préparé par le gouvernement, est loin d'offrir toute sécurité aux consommateurs. Une grande économie préside à sa préparation ; aussi serait-il à désirer qu'on le traitât de la manière suivante : On le mettrait tremper dans l'eau de douze à vingt heures ; au bout de ce temps, on le retirerait, on l'exprimerait parfaitement, et on le ferait sécher promptement en le remuant souvent. Si on veut lui donner une odeur agréable, quand il est sec on l'arrose, jusqu'à ce qu'il soit bien mouillé, avec une eau qui tient en dissolution quelques gouttes d'essence de roses, de jasmin, de tubéreuses, de macis, etc. Lorsqu'il est sec, on le mouille de nouveau pour le faire sécher une seconde fois. Lorsqu'on ne veut pas lui donner d'odeur, ce qui ne convient pas aux personnes qui ont depuis long-temps contracté l'habitude de fumer, aussitôt qu'il est sec la première fois, on l'enveloppe d'un linge mouillé avec de la bierre, ce qui lui donne une saveur agréable, ou simplement avec de l'eau pour le tenir frais.

Après le choix du tabac, la propreté de la pipe est une des précautions qu'il importe de ne pas négliger. Je ne puis

m'empêcher de manifester ici l'étonnement que j'éprouve chaque fois que j'entre dans un de ces établissemens qui sont
le rendez-vous des fumeurs, et qu'on
désigne sous le nom d'Estaminets, et que
je vois des fumeurs, souvent même ceux
d'un rang assez distingué, s'emparer indistinctement de la première pipe venue;
instrument bannal, qui doit au moins
déterminer un de ces boutons qui nais-
sent si souvent aux lèvres quand on en
approche un vase dans lequel un autre a
bu, et qui doit faire courir encore de plus
grands risques. En voici des exemples
trop frappans pour que je résiste au désir de les citer; ils sont rapportés dans
le *Dictionnaire des Sciences médicales,*
par M. le baron Percy, médecin en chef
des armées.

« Un petit garçon de dix ans, fils de
l'économe d'un hôpital militaire, curieux
de fumer, rencontra une pipe qui avait
appartenu à un soldat qu'on venait de

traiter pour des ulcères vénériens. Bientôt il en eut lui-même à la bouche et au fond de la gorge. On fut quelque temps à douter du caractère de ces accidens; mais l'aveu de la pipe fit découvrir leur véritable nature; on se hâta d'administrer les remèdes anti-siphilitiques, et cependant l'enfant perdit les os du nez, du palais, et resta sourd de l'oreille droite.

« Autre fait plus fâcheux : On venait d'évacuer un hôpital; c'était sur la rive droite du Rhin. Les gens du pays ayant trouvé, dans les balayures, quelques pipes, les portèrent sans précaution à leur bouche, et y fumèrent des restes de tabac qu'ils avaient également trouvés en nettoyant le local. Plusieurs de ces imprudens eurent immédiatement des symptômes vénériens qui sévirent particulièrement dans la bouche et le nez. Le docteur Picard, ayant été, deux ans après, employé, comme chirurgien-major, à l'hôpital rétabli dans le même lieu, nous fit encore voir quelques uns de ces infortunés, qu'une contagion si singulière avait horriblement défigurés, et qui avaient été affectés au nombre de vingt-huit. »

Sans doute les pipes dont le tuyau est en terre, sont moins propres à transmettre une affection contagieuse que celles dont le bout est de bois ou de corne, qui, sans cesse écrasé sous les dents, s'imbibe si facilement d'une salive impure ; mais les fumeurs qui fréquentent les estaminets, auraient tort de se reposer sur la qualité de ces tuyaux de terre de pipe, puisque ce sont précisément des pipes de cette composition qui ont produit les accidens qui ont fait le sujet des deux observations précédentes.

§ II.

Si ce n'est que par des soins continuels qu'on peut espérer jouir de l'inappréciable avantage d'avoir des dents blanches, et surtout à l'abri de la douleur, combien les fumeurs ne doivent-ils pas redoubler de précautions à cet égard, eux qui, aux causes générales de détérioration auxquelles tout le monde est soumis, joignent encore une raison qui, seule, nécessiterait la plus grande attention. Aujourd'hui surtout que l'élégance dans les classes distinguées consiste moins dans le luxe des vêtemens, ou l'étalage fastueux des bijoux, que dans l'expression générale d'une extrême propreté, on voit avec peine et étonnement des hommes qui occupent dans le monde un rang élevé, se manquer assez à eux-mêmes et aux autres pour pousser l'indifférence jusqu'à se présenter dans le monde la bouche infectée de la fumée de tabac, et les dents recouvertes du limon noirâtre que cette fumée y dépose.

Qu'un soldat au bivouac ou dans sa caserne porte autour de lui l'odeur de la fumée de tabac, dont sa bouche, aussi bien que ses vêtemens, est imprégnée, la chose se conçoit ; là , chacun fume, personne n'est dégoûté et ne songe à se plaindre. Mais un homme du haut ou du moyen parage doit savoir qu'en supposant qu'il soit assez indifférent sur sa santé pour vivre dans une négligence absolue , il doit aux autres de ne pas les dégoûter par l'aspect d'une bouche garnie de dents encroutées de tartre , et par l'odeur désagréable qu'entraîne toujours l'habitude de fumer. Certes nos dames ne se plaisent nullement, en France, à l'odeur de la pipe, comme les femmes de certain pays assez rapproché de nous, où la bouffée de fumée que leur darde un fumeur est un signe flatteur de prédilection et souvent même une délicieuse galanterie.

Il est même des hommes qui portent cet oubli d'eux-mêmes et de ce qu'ils doivent à la société, jusqu'à en tirer une sorte de vanité. Un homme qui occupe un rang distingué parmi les littérateurs de notre époque, et qui passe une partie de sa vie à fumer, recevait un jour en ma présence, d'un médecin, quelques reproches sur la malpropreté de sa bouche, qu'on lui conseillait de confier quelques minutes à un dentiste. Croyant sans doute combattre d'une manière péremptoire la justesse de ce conseil, il saisit la tête d'un chien qui se trouvait à ses côtés ; et, montrant les dents de cet animal à son interlocuteur : « Voyez, lui dit-il, ce chien ; il se passe de dentiste, et cependant il a de très belles dents. » — « Cela est vrai, lui répliqua le témoin, mais ce chien ne fume pas ; remplissez-lui quelques jours seulement la bouche de la fumée de ce tabac qui fait vos délices, et il aura bientôt les dents aussi malpropres que les vôtres. »

Si l'homme qui est renfermé dans le cercle de la vie domestique se croit le droit de forcer sa femme et ses enfans à supporter son haleine fatigante, l'homme qui exerce quelques fonctions publiques ne l'a pas, ce droit ; le médecin, l'avocat, le négociant, doivent craindre d'exciter désagréablement, par une odeur pénétrante, l'odorat des personnes qui les honorent de leur confiance.

Ce sont là des vérités qu'on ne saurait trop répéter aux fumeurs, car leur haleine est soumise à deux causes de fétidité : d'abord l'odeur du tabac, lorsqu'ils viennent de quitter leur pipe, et qui se conserve toujours quelques heures ; ensuite cette odeur désagréable qui provient, soit de la carie de quelques dents, et à laquelle ils sont d'autant plus particulièrement exposés que, quelque soin qu'ils aient de leurs dents, elles sont toujours en général plus ou moins altérées ; soit de l'état habituel d'excitation dans lequel se trouvent chez eux les gencives et la membrane muqueuse buccale.

Les personnes qui ont l'habitude de fumer doivent donc ne quitter leur pipe que pour se rincer la bouche avec une eau tiède ; et, après plusieurs gargarismes simples, prendre une éponge très fine et très douce, et la promener légèrement sur les gencives et sur les dents, afin de recueillir toutes les matières que les premiers gargarismes auraient détachées.

Une habitude très funeste aux fumeurs, c'est de boire, en fumant, une grande quantité de liquide froid : la bouche et les dents particulièrement, comme nous l'avons dit ailleurs, trouvant, dans ces différens liquides, un motif de soustraction brusque du calorique que leur avait communiqué la fumée du tabac, tombent dans un état de susceptibilité que la plus légère cause fait dégénérer en une inflammation dont la carie des dents sera la suite trop souvent inévitable. Comme la déperdition de la salive, et l'irritation ou le desséchement de la bouche à laquelle sont soumis les fumeurs, même les plus habitués, sont les motifs qui excitent chez eux la soif, il serait assurément bizarre de leur conseiller de fumer à sec,

pour me conformer à l'expression usitée ;
aussi je me contente ici de signaler le
mal, afin de ne pas en laisser ignorer la
cause, et d'avertir les fumeurs que ce
mal serait diminué de moitié, s'ils avaient
la sage précaution de ne boire que des
boissons s'approchant, le plus possible,
de la température de l'air, et de mettre
une minute d'intervalle, même plus s'il
est possible, entre l'instant où ils retire-
ront leur pipe de leur bouche, et celui
où ils en approcheront leur verre.

Si personne ne saurait, sans danger
pour la conservation de ses dents, se
soustraire aux soins journaliers de propreté dont j'ai donné le détail exact et
fait ressortir l'importance dans mon traité
de l'*Hygiène de la bouche*, il est bien
évident que les fumeurs doivent mettre
encore plus d'exactitude que tous autres
à l'accomplissement de ces soins. Ainsi
tous les matins, une eau claire et à une
température moyenne, enlèvera les mu-

cosités qui, pendant la nuit, s'amassent
sur les dents qui doivent en être entièrement dépouillées avant l'introduction de
la brosse. Comme l'habitude de fumer a
surtout des charmes après le repas, moment où la nature semble inviter au re-
pos, il est important que les fumeurs ne
prennent leur pipe qu'après s'être soi-
gneusement rincé la bouche, et avoir d'é-
gagé les dents, au moyen d'un cure-
dent flexible, des particules alimentaires
qui pourraient séjourner entre elles. Cette
précaution, dont le conseil semble être
futile et léger, est loin d'être sans importance; car il est aisé de concevoir que si
on fume immédiatement après avoir mangé, la fumée de tabac augmentera encore
la force d'adhésion par laquelle ces particules seront accolées sur les dents, et
les dirigera sur les anfractuosités que ces
dernières pourraient offrir, et desquelles
il sera plus difficile de les détacher.

Un dernier conseil complétera ce que

j'ai cru utile de dire aux fumeurs tou-
chant la propreté de leur bouche, c'est
de la faire visiter souvent, afin que si
quelques unes de leurs dents s'altéraient
en quelque point, il fût possible de s'op-
poser aux progrès du mal, progrès d'autant plus rapides qu'indépendamment
des causes d'irritation générales auxquelles leurs dents sont soumises, la fumée de tabac devient encore une cause
qui, si elle agit lentement sur une dent
garnie de son émail, aura une action très
active quand elle en sera dépourvue.

Enfin, lorsqu'un fumeur aura perdu
une ou plusieurs dents, et que l'envie,
bien louable assurément, de réparer cette
perte par une pièce artificielle, le forcera à
réclamer les secours de notre art, le choix
de la substance dont se composera cette
pièce ne devra pas lui être indifférent.
Les dents en pâte minérale sont presque
toujours les seules qui lui conviendraient,
car elles ne sont pas, comme les dents

naturelles ou autres , susceptibles d'é-
prouver ce mouvement de décomposition dont la fumée de tabac et la grande
quantité de tartre qui se forme autour des
dents des fumeurs , ne sont propres qu'à
favoriser le développement.

EXPOSÉ

DE DIVERSES EXPÉRIENCES ET OBSERVATIONS PROPRES
A CONSTATER L'EFFICACITÉ DU CHLORURE DE CHAUX
DANS LA DÉSINFECTION DE LA BOUCHE, QUELLE QUE
SOIT LA CAUSE DE SA FÉTIDITÉ.

Iᵒ

L'EFFICACITÉ du chlorure de chaux pour la désinfection des matières animales et végétales en putréfaction, et pour la destruction subite et immédiate de l'odeur qu'elles répandent, n'est un doute aujourd'hui pour personne. Les corps savans ont regardé la découverte des propriétés de cet agent chimique, comme une des conquêtes les plus remarquables et les plus importantes qu'aient faites les sciences, de notre époque; et les arts ont bientôt réalisé les brillantes espérances qu'on était en droit de concevoir de son application aux besoins de la société. Mais, de cette propriété incontestable du chlorure de chaux, peut-on conclure qu'il peut détruire la fétidité de l'haleine ? C'est une question pour laquelle l'analogie permettait d'entrevoir une réponse affirmative, mais sur laquelle aussi des expériences positives et dégagées de cet esprit d'enthousiasme ou de spéculation, qui préside à tant de recherches, pouvaient seules permettre de se prononcer avec confiance. Ces expériences, je les ai faites ; elles m'ont donné le résultat le plus satisfaisant, et je crois rendre un service à toutes les personnes qui auraient une haleine fétide ou seulement *pénétrante*, en exposant celles de ces expériences qui ont tout le caractère d'authenticité propre à entraîner à la conviction.

Je les ai répétées en présence de plusieurs médecins distingués, qui ont applaudi à l'idée seule de mes recherches, et qui ont donné leur approbation au résultat heureux auquel elles m'ont conduit. Je citerai, plus particulièrement ici, M. Chevalier, de l'Académie royale de médecine, l'un des pharmaciens les plus accrédités de la capitale, qui s'est occupé, d'une manière si utile pour l'humanité, de l'emploi du chlorure de chaux, et que j'ai pris pour le témoin habituel de mes expériences.

Voici celle sur laquelle j'ai basé mes premiers essais.

Monsieur de *** avait les quatre premières grosses molaires entièrement affectées d'une carie humide, et qui exhalaient une odeur animalisée insupportable. Je l'engageai vainement à se débarrasser de ces dents, la crainte de la douleur l'emporta sur tous mes raisonnemens et sur mes sollicitations. Cependant, bien convaincu de la fétidité de son haleine, et ne se faisant point illusion sur la gêne que répand autour d'elle la personne qui se trouve dans sa position, et que sa fortune force à fréquenter le monde, M. de *** ne cessait de me prier de lui indiquer le moyen, non de masquer, mais de neutraliser pour quelques heures l'odeur qui provenait de la carie de ses dents. Je songeai dès lors à faire quelques essais sur le chlorure de chaux. Je commençai d'abord par mêler une certaine quantité de cette substance à un élixir dentifrice. Mais le chlorure de chaux n'étant que peu soluble dans l'alcool, et détruisant assez rapidement la couleur de l'élixir avec lequel j'expérimentais, j'obtins un précipité qui m'engagea à tenter de nouveaux essais. Je fis alors simplement dissoudre le chlorure dans une eau filtrée; je filtrai de nouveau, et j'obtins un résultat satisfaisant sous le rapport de la solubilité. M. de *** vint me voir le jour indiqué. Je le fis gargariser deux fois avec la liqueur obténue : à l'instant même, toute odeur animalisée avait disparu ; mais il m'observa que ce gargarisme était insupportable, non seulement par sa saveur âpre, mais encore par son odeur sulfureuse et nauséabonde. J'ajoutai à cette solution une goutte d'essence de rose, et par là je masquai bien pour un instant l'odeur du chlorure ; mais, agissant bientôt sur l'essence de rose, il en détruisait l'odeur et redevenait aussi incommode qu'avant le mélange.

Ce premier essai, quoiqu'il ne m'eût point satisfait entièrement, me flatta néanmoins ; car le point essentiel, pour moi, était d'être bien convaincu de l'action du chlorure de chaux sur la fétidité de l'haleine. Je songeai, dès lors, à le faire entrer dans une préparation qui ne diminuât en rien son efficacité, mais plus commode pour le nombre infini de personnes qui pourraient en avoir besoin ; en un mot, de le rendre portatif, afin que chacun pût s'en servir à tout instant. Je jetai mes vues sur des pastilles, comme remplissant ces diverses conditions. Dans cette intention, je fis plusieurs essais de pastilles qui furent d'abord loin de répondre à mon attente, parce que tantôt je mettais trop de chlorure, et alors il agissait désagréablement sur la bouche; tantôt la quantité en était trop faible, et alors il ne produisait aucun effet. D'autres fois, en ne combinant pas assez mes bases, le chlorure attirait trop promptement l'humidité, mes pastilles devenaient molles, et le chlorure, combiné avec l'air atmosphérique qu'il attirait, formait de l'acide muriatique, ce qui détruisait mes essais. Mais, après bien des combinaisons, je parvins au résultat désiré, et je remis à M. de *** une boîte de ces nouvelles pastilles, qui ont constamment répondu à son attente, c'est-à-dire qui ont constamment détruit, pour plusieurs heures, la fétidité de son haleine.

Mais ne perdant jamais de vue que l'action des substances médicamenteuses est souvent relative aux individus, et que ce qui agit sur une personne peut ne pas agir sur une autre, je fis prendre de ces pastilles à un très grand nombre de personnes qui avaient l'haleine fétide, et qui étaient redevables de ce désagrément à la présence de dents cariées, et elles n'ont échoué dans aucun cas.

2d

La carie des dents est bien sans contredit la cause la plus fréquente de la fétidité de l'haleine; mais cette cause, pour être la plus commune, n'est assurément pas la seule. L'haleine peut être viciée par plusieurs maladies des poumons, de la gorge, des gencives, de l'estomac. Il est peu de femmes même qui, à certaines époques, soient totalement exemptes de cet inconvénient. Le

chlorure de chaux , ou du moins la com-
binaison de cet agent chimique avec
d'autres substances , peut-il détruire la
fétidité de l'haleine dans ces diverses
circonstances ? On est d'abord tenté de
répondre par la négative ; car, dans le cas
d'inflammation de la gorge , de l'estomac , du poumon , l'air expiré ne s'est
trouvé en contact avec aucune matière
en putréfaction, comme lorsqu'il traverse
une bouche garnie de dents cariées.
L'expérience prouve néanmoins que le
chlorure n'est pas moins efficace dans ce
cas que dans celui pour lequel j'avais
déjà constaté d'une manière irrévocable
ses propriétés. Appelé à nettoyer la bouche d'une jeune dame affectée d'une inflammation chronique de la poitrine, je
fus frappé de l'odeur désagréable de son
haleine, dont il m'était impossible d'at-
tribuer la fétidité à aucune carie des
dents , puisqu'elle avait ces organes dans
un état de parfaite intégrité. Je cherchai

vainement à masquer cette odeur désagréable par des gargarismes spiritueux ;
je lui fis alors prendre quelques unes des
pastilles que j'avais employées avec tant
de succès dans les cas de carie, et l'o-
deur nauséabonde qu'exhalait sa bouche
disparut tellement que, tout le temps
que dura le nettoiement de ses dents,
je n'en fus nullement incommodé.

Jaloux de cette nouvelle découverte,
je priai plusieurs médecins de me con-
duire auprès de quelques malades atteints
de l'une des différentes maladies précé-
demment désignées, et dont l'haleine
était sensiblement viciée. J'ai constamment réussi, au moyen de ces pastilles,
à détruire l'odeur qui s'exhalait de
leur bouche. Dans un seul cas, chez un
malade affecté d'une phthisie pulmonaire
au dernier degré, la quantité de chlorure
contenue dans ces pastilles ne me parut
pas suffisante, et le médecin du malade
ne me permit pas d'en augmenter la dose,

dans la crainte, probablement peu fon-
dée, d'accroître l'état d'irritation des
voies digestives. Quant aux dames auxquelles j'en ai conseillé l'usage dans
certaines époques où leur haleine est rarement pure, elles n'ont jamais été trompées dans leur attente.

3°

Si une erreur dans les sciences exactes conduit fréquemment à une autre
erreur, une découverte mène aussi très
souvent à une autre découverte. Convaincu, par les observations et les expériences précédentes, que le chlorure de
chaux avait, outre la propriété de détruire la fétidité de l'haleine provenant
de la carie des dents, celle d'enlever
cette odeur nauséabonde qu'exhale la
bouche de certaines personnes dont les
dents ne sont point altérées, je songeai à
rechercher si les pastilles qui contenaient

ce produit chimique pourraient détruire l'odeur forte et pénétrante que porte l'haleine des fumeurs, et même des personnes qui ont mangé de l'ail, ou autre substance d'une odeur *piquante*. Je réunis à cet effet plusieurs personnes de mes amis, parmi lesquels se trouvaient deux médecins. Je les priai de fumer chacun un cigarre, et de broyer ensuite entre leurs dents trois ou quatre de mes pastilles. Mon plaisir fut égal à leur étonnement quand tous furent convaincus de cette nouvelle vertu du chlorure de chaux, que la connaissance de ses propriétés chimiques permettait à peine de soupçonner. Profitant de cette circonstance pour les expérimenter contre l'odeur de l'ail, elles ont également réussi. J'ai, depuis cette première épreuve, qui aurait pu suffire pour moi, fait de nouveaux essais sur des personnes qui passent une partie de leur journée la pipe ou la cigarre à la bouche, et jamais je ne les ai trouvées en défaut. Je dois cependant observer que, contre l'haleine des fumeurs, elles agissent d'autant plus efficacement, qu'on en fait usage quelque instant après avoir cessé de fumer. On conçoit, en effet, que le chlorure aura une action bien plus forte sur l'haleine des fumeurs, quand cette haleine aura reçu, par la chaleur de la bouche, un commencement de fétidité, en un mot, quand elle se sera plus animalisée, que quand elle ne contiendra que les élémens de la combustion du tabac, c'est-à-dire une vapeur végétale.

Tel est le résumé exact des expériences que j'ai faites pour constater l'efficacité du chlorure de chaux pour la désinfection de l'haleine. Mon intention était d'abord de ne pas donner de la publicité à ces recherches, et de me contenter de borner au cercle de ma pratique, l'emploi des pastilles que j'avais fait confectionner. Mais, voyant avec quel intérêt les personnes qui ont le déplorable inconvénient d'avoir l'haleine fétide, recherchent les préparations que l'avide charlatanisme leur offre pour masquer ce défaut, j'ai cru que je leur rendrais un service en leur indiquant un moyen sur l'efficacité duquel il ne peut s'élever aucun doute, quand il est disposé d'une manière convenable, et combiné dans de justes proportions aux substances qui doivent assurer son action.

Sans doute, ces hommes qui spéculent sur les besoins de la société, et qui, pleins de confiance dans la crédulité publique, proposent des remèdes pour tous les maux, et des correctifs pour toutes les infirmités, ne manqueront pas de faire l'objet d'importantes spéculations du chlorure de chaux, dont je crois avoir, le premier, mis hors de doute l'action désinfectante pour l'haleine. Mais les difficultés que j'ai eu à vaincre pour arriver au résultat désiré,

me font pressentir que les préparations de
chlorure de chaux qu'on livrera dans le
commerce, comme cosméstique propre à détruire la fétidité de l'haleine,
se ressentiront long-temps de la précipitation avec laquelle on aura cherché
à exploiter la circonstance. Aussi, cé-
dant aux conseils de plusieurs honora-
bles confrères et aux sollicitations d'un
grand nombre de mes cliens, qui regar-
dent comme un bienfait l'application de
cet agent chimique à la désinfection de l'haleine, j'aurai, chez moi, un dépôt de mes
pastilles, dont je ne confierai la préparation
qu'à un chimiste habile, qui saura ne faire
entrer, dans leur composition, que la
quantité de chlorure nécessaire pour détruire la fétidité de l'haleine, sans porter aucune atteinte nuisible sur les parties
avec lesquelles il se trouve en contact, et
qui lui associera des substances propres à
empêcher au temps d'émousser sa propriété désinfectante.

Je ne pense pas qu'il soit utile de faire remarquer ici que toute crainte relative à l'action du chlorure de chaux sur les voies digestives serait chimérique ; car il n'entre dans ces pastilles, que je donne non comme médicament, mais comme un simple cosmétiqu , qu'un trente-cinquième environ de grain de cette substance dans chaque pastille. Or, les expériences les plus positives ont prouvé qu'il en faut eu moins trois ou quatre grains pour exercer une action marquée à l'intérieur. Depuis long-temps les préparations de chlorure de chaux sont employées avec succès contre plusieurs affections de la bouche. C'est ainsi que M. le docteur Angelot, médecin de l'hôpital de Briançon, vient tout récemment de constater son efficacité dans les apthes chroniques, qui ont leur siége sur la membrane muqueuse buccale, et que M. le docteur Lisfranc l'emploie avantageusement dans les ulcères chroniques. Enfin , dans le moment même où j'écris cette notice, M. le docteur Fournier-Deschamps, à la suite de l'extraction d'une dent, qui avait été suivie de l'arrachement d'une portion de l'arcade alvéolaire et de la gencive qui la recouvre, a employé sur lui-même, et sans le moindre inconvénient, des gargarismes préparés avec une dissolution de plusieurs grains de chlorure de chaux pour détruire l'odeur désagréable que déterminait une escarre formée dans le voisinage de la dent arrachée.

Ainsi, quelque quantité qu'on prenne de ces pastilles dans une journée, on doit être dans une sécurité entière ; une très légère partie d'ailleurs de chlorure parvient jusque sur les voies digestives, et les estomacs les plus irritables ne s'en trouveraient jamais affectés.

FIN.

TABLE
DES MATIÈRES.

CHAPITRE DEUXIEME.

*Précautions hygiéniques nécessitées par l'habi-
tude de fumer.*

§ I.

§ II.

IMPRIMERIE ET FONDERIE DE J. PINARD,
RUE D'ANJOU-DAUPHINE, N° 8.